ASSOCIATION ROUENNAISE
POUR LA PRÉSERVATION DE LA TUBERCULOSE

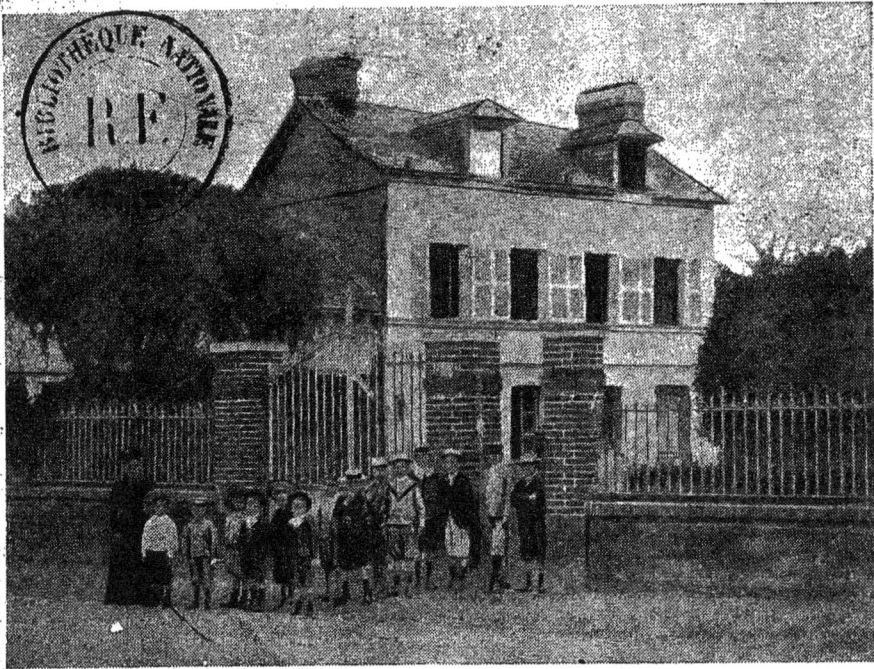

La Colonie de Santé

« Pour enrayer la tuberculose infantile,
le moyen le meilleur, et de beaucoup, ce
sont les Colonies de Vacances. »

Professeur P. BROUARDEL.

Rapport sur l'Exercice 1904

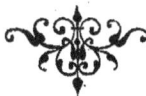

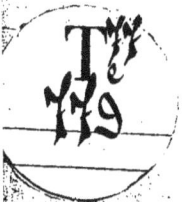

ASSOCIATION ROUENNAISE

POUR LA PRÉSERVATION DE LA TUBERCULOSE

———

La Colonie de Santé

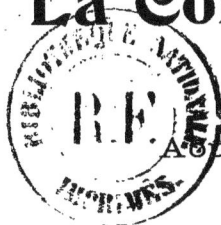

———

Août-Septembre 1904

———

RAPPORT SUR L'EXERCICE 1904

Lu à la séance du Conseil d'administration le 15 octobre 1904.

———————

LA COLONIE DE SANTÉ

DE

L'Association Rouennaise
pour la Préservation de la Tuberculose

Avant de retracer l'histoire de la Colonie de santé du Mesnil-Esnard, et avant de vous donner les résultats obtenus chez les enfants, nous pensons qu'il peut être de quelque intérêt pour vous de vous entretenir quelques instants des Colonies de vacances en général.

Nous n'insisterons pas sur le placement familial à la campagne, qui consiste à envoyer des enfants en petits groupes, ou isolément, chez des particuliers se recommandant par leur moralité. Ce système de placement présente des inconvénients dans la plupart des cas. Nous savons, par expérience, que le séjour d'un enfant à la campagne demande une surveillance continuelle ; dans le placement familial la surveillance est difficile, souvent impossible. Nous avons été assez étonnés de lire, dans le compte rendu d'une Société qui s'occupe du placement des enfants à la campagne, l'extrait suivant d'une lettre adressée par un enfant à ses parents : « Je suis parti le matin pour aller chercher des noisettes ; l'après-midi j'ai été attraper des petits poissons, et joué à courir dans l'eau à pieds nus ; puis, ensuite, nous nous sommes baignés ! » S'il y a quelque chose qu'un enfant ne doit pas faire seul, c'est de prendre des bains froids ! Un autre enfant écrit à sa mère qu'il a mangé des framboises toute la journée ! Ces inconvénients du placement familial, ainsi que les autres, qui se comprennent d'eux-mêmes, font que nous considérons ce moyen comme inférieur aux « Colonies ».

Dans les Colonies de vacances proprement dites, ou placement colonial, les enfants sont réunis et logés dans une maison spécialement aménagée à leur intention, où ils sont placés sous la surveillance d'une personne attachée à l'établissement. Il ne faudrait pas croire que ces Colonies sont destinées à récompenser les enfants les plus studieux d'une école ; leur but est d'empêcher de tomber malades définitivement des enfants délicats, anémiés, lymphatiques, ou présentant des antécédents tuberculeux dans leur famille. On appelle ces Colonies, *Colonies de vacances*, parce que, primitivement, elles étaient formées par des enfants des écoles en vacances, envoyés dans des collèges communaux ou de l'Etat, devenus disponibles par suite du départ des enfants. On choisissait de préférence comme local les collèges situés à la campagne dans les environs des villes ; ce que l'on voulait avant tout, c'était le grand air. Là, on installait les enfants pendant quelques semaines, le plus souvent sous la surveillance d'un de leurs professeurs.

Actuellement, le nom de Colonies de Vacances est devenu impropre, puisque plusieurs de ces Colonies sont ouvertes une grande partie de l'année. Notre intention étant de demander à l'*Association rouennaise pour la préservation de la tuberculose* d'étendre son action, et d'avoir l'année prochaine des séries d'enfants avant les vacances, nous avons préféré donner à notre colonie le nom de *Colonie de santé*.

Historique de la question.

On croit généralement, à tort d'ailleurs, que le traitement de certaines affections par la cure d'air date d'une trentaine d'années. L'idée de se préserver des maladies par le grand air et d'envoyer les débilités à la campagne est très ancienne. Un de nos plus célèbres médecins rouennais, Lepecq de la Clôture, envoyait, il y a 150 ans environ, ses clients affaiblis, dans les environs de Rouen pour y faire une cure d'air.

Dans son ouvrage sur *les Maladies épidémiques*, il écrit que pour bien se porter : « Un des meilleurs conseils, et le plus général qu'il puisse donner à ses concitoyens, c'est de sortir de la ville, d'aller de temps en temps respirer l'air frais et plus sain des montagnes voisines, et d'y rester quelques heures exposés à l'action des vents qui y règnent. » Ce médecin n'était pas le seul à plaider la cause du grand air dans notre région ; un médecin de Fécamp, vivant à la même époque, Le Boucher, attribue les maladies à l'habitude que l'on a de tenir les portes et les fenêtres hermétiquement fermées, et de surchauffer les appartements. On nous rappelait récemment qu'un médecin de Caudebec-en-Caux, Lestorey, préconisait au commencement du siècle dernier la cure de grand air pour ses malades menacés de tuberculose, et qu'il obtenait de magnifiques résultats.

Lepecq de la Clôture, que nous citions tout à l'heure, rappelle, au sujet de l'air et du soleil, qu'Hippocrate et les anciens médecins ont toujours pensé que le choix de l'exposition d'une habitation et sa situation n'était pas indifférente, et que la santé et la vie de ses habitants en dépendaient souvent. *L'homme qui voudra jouir long-temps de sa santé*, écrivait Celse il y a vingt siècles, *doit habiter alternativement la campagne, courir les champs, naviguer, chasser, se reposer par intervalles, mais faire beaucoup d'exercice.* Ne trouvons-nous pas dans ce conseil les préceptes à suivre pour se préserver des maladies, de la tuberculose en particulier.

En offrant à quelques enfants une cure d'air et de soleil dans les environs de Rouen pendant quelques semaines, nous n'avons fait qu'appliquer des principes d'hygiène émis depuis des siècles et prônés par tous les médecins. Nous n'avons rien fait de bien original. Nous avons rappelé ces faits, parce qu'on croit assez généralement dans le public que le grand air est un moyen de traitement nouveau, surtout depuis la croisade particulièrement vigoureuse entreprise depuis trente ans environ contre la tuberculose en faveur du grand air : Il n'en est rien. Si nous avons montré l'ancienneté de la cure d'air, c'est pour qu'on ne nous adresse pas la boutade spirituelle d'un médecin parisien qui écrivait, il y a quelques mois, dans la *Revue médicale de Médecine et de Chirurgie*, qu'un médecin qui croirait avoir inventé la cure d'air lui faisait l'effet d'un monsieur qui penserait être un grand homme pour avoir inventé la cure d'aliments afin de guérir l'inanition.

Il y a bel âge, écrit également un des médecins qui se sont le plus occupés de la tuberculose, le D\^r Sabourin, que l'on préconise dès l'enfance l'endurcissement par l'air pour les sujets plus ou moins débiles. Combien de fois le médecin consulté sur la santé d'un enfant né et élevé à la ville, chétif, entaché souvent de scrofule ou de quelque autre tare héréditaire, n'a-t-il pas envie de répondre aux parents ceci : « Faites-en un paysan jusqu'à quinze ans. Que de jeunes sujets élevés dans du coton, proies inévitables de la tuberculose pulmonaire, feraient plus tard des hommes, si l'on avait le courage de s'en séparer et de les envoyer aux champs ! »

Malgré l'ancienneté des principes d'hygiène que nous venons de citer, ceux-ci ne sont guère entrés dans le domaine public avant le xixe siècle. C'est à cette époque, en effet, que l'on a pris l'habitude de conduire à la campagne ou à la mer les enfants, pendant les vacances, non-seulement pour leur plaisir, mais aussi pour leur santé.

Il y a une trentaine d'années, un pasteur suisse, le pasteur Dion, de Zurich, eut l'idée de procurer aux enfants pauvres un séjour à la campagne : il créa la première Colonie de vacances. L'exemple donné par la Suisse fut suivi en Europe. Le Danemark, l'Angleterre, l'Allemagne et la Belgique organisèrent de nombreuses Colonies, ce qui permit d'envoyer à la campagne plusieurs milliers d'enfants et d'en faire des travailleurs robustes.

En Danemark, on fait profiter de la campagne, en moyenne chaque année, 552 enfants par 100,000 habitants. L'Angleterre, la Suisse, l'Allemagne et la Belgique envoient également des enfants au grand air, mais dans une moindre proportion : la moyenne, pour ces pays, est cependant supérieure à celle de la France, qui n'envoyait à la campagne ces dernières années que 21 enfants sur 100,000 habitants.

En Allemagne, on donne le grand air à 23,000 enfants tous les ans; en Angleterre, la ville de Londres expédie à la campagne, chaque année, plus de 30,000 enfants.

Depuis quelques années, il s'est fondé en France de nombreuses Sociétés qui ont pour but la création de Colonies de vacances; elles veulent combattre la tuberculose infantile et suivent en cela les principes du professeur Brouardel, qui estime *que pour enrayer la tuberculose infantile, le moyen le meilleur et de beaucoup, ce sont les Colonies de vacances*. Ne doit-on pas avant tout préserver la race à venir de la contagion dont elle est menacée, et rappeler le célèbre principe de notre grand Pasteur : *Pour sauver une race menacée par une maladie contagieuse, le mieux est de préserver la graine*. Sous l'impulsion de ces idées, des Colonies de vacances se créèrent en France. A Paris, chaque arrondissement envoie depuis une vingtaine d'années les plus intéressants des enfants des écoles se régénérer à la campagne, sous l'influence du grand air. En 1887, la Commission de l'Instruction publique au Conseil municipal de la Ville de Paris, ayant étudié le fonctionnement des Colonies déjà existantes, donnait son appui à cette œuvre humanitaire. Les années suivantes, le Conseil municipal commença à subventionner les Colonies, et cette année un crédit de 207,000 francs a été voté par le Conseil municipal de Paris. Cette somme, jointe aux ressources provenant de la caisse des écoles, aura permis de donner cet été quelques semaines de grand air à plus de 5,000 enfants des écoles de Paris.

Le nombre des petits Parisiens qui vont faire chaque année un séjour à la campagne est relativement restreint en comparaison du grand nombre d'enfants qui auraient besoin du grand air; des œuvres privées sont venues en aides aux créations de la Ville. En 1899, a été fondée l'Œuvre israélite des Colonies scolaires, qui prit dans la suite le nom d'Œuvre israélite des séjours à la campagne. Cette œuvre possède actuellement trois colonies : la ferme de la Poste, aux Bézards, dans le Loiret ; une maison à Pont-de-l'Arche et une à Ymare, en Normandie. Ces Colonies sont ouvertes pendant plusieurs mois, et on pense avoir bientôt des séries d'enfants sans interruption pendant tout le cours de l'année.

En même temps que cette œuvre, d'autres créations similaires étaient fondées : La Colonie enfantine du Val-Fleuri ; l'Œuvre parisienne des Colonies maternelles scolaires ; l'Œuvre des trois semaines ; l'Œuvre du grand air ; M. de Lassuchette installait l'Œuvre des saines vacances dans un chalet de Saint-Laurent-sur-Mer, dans le Calvados. Actuellement, il existe des Colonies dans toute la France.

Résultats obtenus en général.

Quels sont les résultats de tant d'efforts dépensés en vue de la préservation chez l'enfant. D'après les comptes-rendus publiés qui sont entre nos mains, nous trouvons d'abord une augmentation dans le poids des enfants : en moyenne de 2 kilog. dans les diverses colonies. En 1900, le compte-rendu annuel de l'Œuvre israélite des séjours à la campagne signale une notable différence entre l'augmentation de poids pour les garçons et pour les filles, pendant un un séjour de six semaines dans les mêmes conditions : tandis que lee garçons ont une moyenne de 2 kilog., les filles présentent une moyenne plus faible, de 1 kilog. seulement. A Reims, au contraire, depuis plusieurs années, on a obtenu, relativement au poids, un gain très supérieur pour les filles. Nous ne trouvons pas en général d'autres indications sur l'examen des enfants à la sortie. Exceptons toutefois une série d'enfants qui, bien que non tuberculeux, ont été envoyés au Sanatorium marin du Cap-Breton. Chez eux, on a observé une augmentation du périmètre thoracique de 2 à 4 centimètres, et un accroissement de taille de 2 à 5 centimètres, en même temps qu'une augmentation des forces. A Reims, également, les enfants sont suivis très soigneusement : l'appareil respiratoire est spécialement surveillé.

Nous regrettons qu'en général les rapporteurs des Colonies ne publient pas l'état des enfants à l'arrivée et au départ. Il aurait été intéressant de savoir les modifications survenues chez l'enfant à la suite de sa saison à la campagne. Ils ont augmenté de poids, écrit-on dans les rapports : mais on oublie de dire quels étaient ces

enfants, dans quels milieux ils ont été pris ; de nous donner leur
état au moment où ils sont entrés, et leur état à la sortie. Que peut-
on conclure d'une augmentation de poids, si on n'a pas un examen
de l'état général ? Une belle courbe de poids prouve que le tube
digestif est en bon état, mais elle prouve moins quant à l'appareil
respiratoire. C'est une des raisons pour lesquelles les enfants des
Colonies de santé ont été examinés à plusieurs reprises, spécialement au point de vue pulmonaire.

Prix de revient.

Avant d'entreprendre la création d'une Colonie, nous avons dû
nous renseigner sur le prix de revient d'un enfant. On a calculé
que les frais de voyage et le séjour d'un enfant dans une Colonie
s'élèvent en moyenne, frais généraux compris, dans les colonies pari-
siennes, à 3 francs par jour, et à 2 fr. 50 pour les autres. Nous
ne parlons pas, bien entendu, du prix de revient pour les enfants
placés à la campagne dans des familles, qui est au maximum de
1 fr. 50, et au minimum de 50 centimes par jour. Cette dernière
somme pour l'OEuvre stéphanoise des enfants à la montagne ; mais
les enfants sont placés dans des villages de la Haute-Loire, où la
vie est d'un bon marché exceptionnel.

Après ces quelques mots sur les Colonies de vacances en général,
destinés à vous montrer ce qui a été fait, nous allons maintenant,
Messieurs, vous exposer ce que nous avons fait au Mesnil-Esnard
pour la Colonie de santé.

LA COLONIE DE SANTÉ

L'idée de la fondation d'une Colonie de grand air pour les enfants
fut exprimée publiquement à Rouen par M. Lafosse, l'un des premiers, croyons-nous. Ce fut dans la première séance du Conseil
d'administration de la Société, lorsque M. Lafosse fut nommé président du Conseil, en mars 1904, qu'il prit la parole, pour dire, entre
autres choses, qu'une des raisons qui lui avaient fait accepter la
présidence du Conseil d'administration de l'*Association rouennaise
pour la préservation de la tuberculose* était l'espoir de pouvoir,
dans un jour rapproché, étudier ce qui pouvait être fait plus spécialement chez l'enfant, dans cette grande et si grave question de

préservation de la tuberculose. Il insistait même en développant ses idées et montrant que l'indispensable grand air pouvait être donné à l'enfant de deux manières : par le placement familial ou par la Colonie. Dans le premier cas, l'enfant est mis en pension pendant quelques semaines chez des cultivateurs, par exemple; dans le second, tous les enfants sont réunis sous le même toit et avec une direction propre.

Les membres présents du Conseil d'administration furent très enthousiastes des idées suggérées par leur président; ils donnèrent tous leur approbation au principe et furent d'avis que la question devait immédiatement être étudiée et approfondie.

Dès le mois suivant, deux d'entre nous se rendirent à Ymare, dans le but de visiter l'une des Colonies de grand air les mieux organisées actuellement : la Colonie d'Ymare, fondée par l'Œuvre israélite des séjours à la campagne. Les résultats obtenus parurent des plus intéressants, et après communication à l'Association, une petite note fut publiée à la *Société normande d'Hygiène pratique*. Quelques semaines plus tard, un certain nombre des membres de l'Association retournaient à Ymare et visitaient également la Colonie de Pont-de-l'Arche. Les bienfaits de ces fondations leur parurent tels qu'ils furent d'avis de mettre au point complètement la question, en ce qui les concernait, pour qu'une organisation fût toute prête dès qu'on aurait réuni les capitaux suffisants.

Entre temps avait lieu la conférence sur la préservation de la tuberculose par M. le professeur Peyrot, en la salle de l'Hôtel-de-Ville de Rouen, le 28 mai 1904; à la suite de cette conférence, et après des remerciements à l'éminent conférencier, M. Lafosse, président de l'Association, après avoir rappelé les ravages trop connus et toujours plus menaçants de la tuberculose dans notre région, se trouva amené à citer le triste fait suivant. Près de lui habitait une famille à laquelle il s'intéressait particulièrement, composée du père, de la mère et de 4 enfants, se logeant tous dans une unique et petite chambre. Le père était tuberculeux, la mère maladive, les enfants en bas âge et souffreteux. Quel était l'avenir pour ces derniers? et l'un, ou plusieurs d'entre eux, ne devaient-ils pas fatalement contracter la terrible maladie, alors qu'en les arrachant, tout au moins momentanément, à leur triste milieu, on pouvait le leur éviter. M. Lafosse insista à nouveau devant le nombreux public présent sur l'utilité immédiate d'une Colonie de grand air pour les enfants.

La question était donc mûre lorsque l'un de nous prit la parole dans la séance du Conseil des premiers jours de juillet, pour dire qu'un certain nombre de personnes philanthropes étaient venues spontanément le trouver, mettant à sa disposition quelques fonds suffisants pour songer à une mise en route du projet.

Après discussion des membres du Conseil, le placement familial fut rejeté à cause de ses inconvénients. C'est donc la fondation d'une Colonie qui fut résolue. Là, un certain nombre d'enfants viendraient respirer l'air pur à pleins poumons et recouvrer des forces perdues.

Le Conseil d'administration de l'Association vota une somme de 500 francs et nomma une Commission qui devrait régler les détails d'organisation de la Colonie. Cette Commission fut composée de MM. Alfred Lailler, Raoul Guian, R. Hélot et Paul Petit. Elle lui adjoignit, en outre, deux médecins, les Drs Legros et A. Quentin fils, qui voulurent bien s'occuper du choix des enfants et de leur surveillance médicale.

Le choix de l'emplacement de la Colonie était un très gros point. Il fut tout d'abord décidé qu'on ne s'écarterait pas de Rouen. C'était moins avantageux financièrement parlant, mais on devait en retirer un grand bénéfice pour les enfants, et la suite montra combien cette idée avait été heureuse. Après étude de la situation climatérique, la commune de Mesnil-Esnard fut choisie. Il y avait là toutes facilités d'accès, aussi bien pour les parents des enfants que pour les membres de la Commission de la Colonie et des médecins.

La Colonie reçut le nom de *Colonie de santé ;* c'était dire ce qu'elle était et ce qu'elle voulait.

Son but était, en donnant le grand air à des enfants malingres et chétifs, prédisposés par cela même aux maladies les plus différentes, et notamment à l'une des plus terribles, la phtisie, de leur redonner des forces suffisantes pour lutter contre la contagion.

Choix des enfants.

Les enfants furent recrutés parmi ceux qui parurent le mieux répondre à ce que nous venons de dire ; mais ce choix fut très difficile pour les médecins, car il s'agissait, bien entendu, de ne pas prendre les enfants très bien portants ; ceux qui étaient notoirement malades ne devaient pas être acceptés non plus, notre œuvre étant uniquement une œuvre de préservation et non de guérison. Aussi, combien les limites furent difficiles à préciser ! D'une façon générale, voici ce qui fut fait : une fois éliminé tous les bien portants et les malades, il resta un nombre d'enfants trop grand malheureusement pour pouvoir leur venir en aide à tous, d'aspect plus ou moins malingre, non encore malades, mais certainement tout près de le devenir; beaucoup présentaient même des modifications de la respiration, menace pour l'avenir. Une note médicale concernant chaque enfant fut remise à la Commission, qui statua en dernier ressort sur l'admission des enfants. A ce sujet, qu'il nous soit permis de dire que ce n'est pas sans un serrement de cœur que nous étions forcés de laisser tel enfant, auquel le grand air et une nourriture saine eussent été indispensables, pour en prendre un autre pour lequel cela nous paraissait encore plus utile, de laisser retourner le premier dans sa mansarde non aérée, pour donner à l'autre le soleil, l'air pur, les promenades dans les bois. Comme on l'a vu plus haut, un effort sérieux a été fait en France; qu'il nous soit permis d'espérer qu'il va se développer, et notamment dans notre région.

Organisation de la Colonie.

La Colonie s'installa le 24 juillet 1904, à Mesnil-Esnard, 22, route de Paris.

Une petite maison blanche d'aspect modeste, au fond d'un jardin; intérieurement, les quelques pièces indispensables à notre installation, une grande pour la salle à manger; des peintures et des papiers propres ont suffi à notre ambition, tout au moins pour cette année.

Le personnel de la Colonie a été aussi réduit que possible : une directrice et son adjointe préposée aux soins de la cuisine, une femme de journée, lorsqu'il en a été besoin. Volontairement, nos deux collaboratrices ont été choisies dans un milieu social analogue à celui de nos enfants, et cela pour des raisons faciles à comprendre. L'expérience nous a démontré combien nous avions été bien inspirés dans l'espèce, car leur dévouement à l'Œuvre a été au-dessus de tout éloge : aucune besogne, aucun travail, ne les ont rebutées ; aussi, une grosse part de notre réussite doit-elle leur être reportée.

Il fut fait deux séries de 5 semaines chacune. La première comprit 11 garçons et dura exactement 35 jours, pour 9 garçons seulement toutefois, car l'un dut partir au bout de 15 jours et fut remplacé par un autre. Leur âge a varié de 5 à 12 ans 1/2.

La seconde série, qui a duré 33 jours, a compris 12 filles, dont 2 n'ont fait qu'un séjour de 3 semaines, étant entrées près de 15 jours après les autres. Elles ont remplacé deux camarades tombées malades au moment d'entrer, et qui, ne s'étant pas remises assez vite, durent céder leur place. L'âge des filles a varié de 4 ans 1/2 à 16 ans 1/2.

Régime hygiénique.

L'exercice au plein air, à la Colonie le matin, dans un petit bois à quelques minutes de là, l'après-midi ; la nuit, la fenêtre ouverte ; par conséquent, le grand air toujours. Les enfants n'étaient astreints à aucune occupation particulière. Liberté absolue, mais surveillée, cela va de soi.

Le régime alimentaire a été très simple; nous avons cherché à nous rapprocher de ce qu'est ou devrait être la table de l'ouvrier aisé. Soupe, légumes, œufs, viande une fois par jour et en petite quantité. Comme boisson, du cidre léger. Inutile de le dire, jamais de café, ni d'alcool. Voici d'ailleurs, à titre documentaire, la copie du règlement qui était affiché dans la Colonie.

ASSOCIATION ROUENNAISE POUR LA PRÉSERVATION DE LA TUBERCULOSE

COLONIE DE SANTÉ PAR LE GRAND AIR

Règlement.

Lever. — A 6 h. 1/2 ; toilette des enfants.

Déjeuner. — A 7 h. 1/2 ; jeux.

Les chambres seront faites pendant la matinée. Ne jamais balayer sans avoir arrosé auparavant ; essuyer la poussière avec un torchon mouillé.

Dîner. — A midi ; à 1 heure, promenade au petit bois ; à 4 heures, goûter, qui aura été emporté.

Souper. — A 7 heures.

Coucher. — A 8 heures.

Visites. — Les enfants ne pourront recevoir la visite de leurs parents que le dimanche, de 1 à 6 heures. Si les parents ne se rendent pas à la Colonie le dimanche, ils devront demander à Mᵐᵉ la Directrice une autorisation pour voir leur enfant un autre jour. Il est défendu d'apporter aux enfants du vin ou du café.

Si les parents ne peuvent venir voir leur enfant, ils en recevront des nouvelles tous les huit jours.

Culte. — Les parents sont priés de dire à quelles pratiques religieuses sont habitués leurs enfants, pour qu'elles soient exactement observées.

Régime. — Déjeuner : soupe, chocolat deux fois par semaine.

Dîner : un plat de viande, légumes, un dessert.

Goûter : pain et beurre.

Souper : soupe, œufs, légumes, un dessert.

Les Médecins de la Colonie :   *La Commission :*

Dʳ Le Gros,   Alfred Lailler, Raoul Grrhan,

Dʳ A. Quentin.   René Hélot, Paul Petit.

Une petite modification dut être apportée dès les premiers jours du séjour des garçons. Dès 9 ou 9 h. 1/2, leur estomac criait famine, et force fut de leur donner chaque matin un morceau de pain.

Comme on peut le voir, il ne s'agit là que d'un régime normal, qui pourrait être celui de toute personne. Nous nous sommes bien gardés *d'aucune suralimentation*, et nos enfants ont dû bien souvent être modérés.

De même, nous n'aurions pas voulu certes les voir exténués de fatigue; mais ils n'ont jamais été entravés dans leurs ébats, persuadés que nous sommes que ce qu'ils n'ont pas gagné en graisse ils l'ont pris en muscles, ce qui vaut mieux.

Deux visites médicales ont eu lieu chaque semaine. En dehors de cela, deux visites étaient faites par les Membres de la Commission de la Colonie.

Résultats obtenus à la Colonie de santé.

A tous points de vue, les résultats obtenus nous ont donné satisfaction : augmentation de poids et de forces, rénovation de l'aspect général des enfants.

Poids. — Tous les enfants, sans exception, ont augmenté de poids; le minimum a été de 400 grammes; le maximum, de 4 kil. 500 gr.

La moyenne, pour les garçons et les filles, a été de 1 kil. 550 gr.; pour les garçons seulement, de 1 kil. 200 gr.; pour les filles, 2 kil. 200 gr.

D'une façon générale, l'augmentation s'est surtout fait sentir après la première quinzaine, et particulièrement, vers la fin du séjour.

Presque toujours, nous avons pu voir la raison pour laquelle tel ou tel enfant engraissait peu (mauvaise dentition, délicatesse pour la nourriture, etc...).

On remarquera que ce que nous avons constaté est très comparable avec les résultats des autres Colonies fonctionnant en France. Il est intéressant de voir que les filles ont engraissé dans une moyenne supérieure à celle des garçons; nous avons rappelé plus haut que ces faits avait déjà été signalés à Reims. A Reims, on s'est demandé si le gain plus grand des filles ne devait pas être attribué à ce que les garçons, plus espiègles, ont été moins sédentaires que les filles. Cet argument nous étonne au premier abord, car tant chez les garçons que chez les filles, ce sont les plus joueurs qui ont pris le plus de poids. A la fin de la saison, il avait été convenu que des prix de sagesse seraient remis; il a été curieux de constater que ceux qui avaient mérité les prix faisaient le moins d'honneur à la Colonie, en particulier, par leur augmentation de poids.

Peut-être pourrait-on envisager les choses d'une autre façon, et dire que ceux qui ont montré le plus de vie étaient les mieux portants, et que leur énergie reflétait leur état physique.

En ce qui concerne la différence d'augmentation de poids en faveur des filles, ne se pourrait-il pas que ce ne fût pas parce que les garçons étaient plus joueurs, mais bien parce que dans leur existence à la ville beaucoup de garçons sont plus souvent dehors (occupés à des jeux en plein air) que les filles ; qu'en conséquence, le changement de vie est beaucoup plus grand pour les filles que pour les garçons, et plus profitable pour elles spécialement. Nous avons noté que l'appétit des filles était plus grand que celui des garçons.

Nous avons dit déjà qu'il n'a été fait *aucune suralimentation*. Les aliments ont été pris en quantité assez réglée, d'une façon régulière, et en tenant compte naturellement de l'âge de l'enfant et de l'appétit propre à chacun.

Il serait dérisoire de suralimenter les enfants ; on obtiendrait ainsi un poids superbe ; mais que deviendrait l'enfant rentré chez ses parents, où il ne trouverait pas la nourriture plus qu'abondante à laquelle il aurait été habitué ?

L'augmentation de poids est certes des plus intéressantes ; mais, comme nous l'avons dit précédemment, il y a d'autres résultats importants, et non des moindres.

L'augmentation du périmètre thoracique, fait auquel nombre de médecins font jouer un grand rôle, et avec raison, en ce qui concerne les échanges respiratoires, a été très net chez la plupart des enfants. Tous n'en ont pas présenté ; chez ceux où elle a été observée, elle a été de 2 à 3 centimètres en moyenne.

Dans les Colonies, où la circonférence thoracique a été prise, 12 0/0 des enfants environ n'ont pas bénéficié de l'augmentation, résultat encore comparable aux nôtres.

Un certain nombre d'enfants ont grandi dans une proportion qui a varié de 1/2 à 3 cent. 1/2.

Les fonctions pulmonaires ont été examinées à diverses reprises avec le plus grand soin par les médecins de la Colonie. On en trouvera les détails dans les observations. D'une façon générale, les médecins ont remarqué une amélioration très notable dans les modifications respiratoires du plus grand nombre.

Chez tous les enfants sans exception, l'aspect physique général a été absolument modifié ; quelques-uns même n'étaient pas reconnaissables, de l'avis des parents ou de leurs amis. Nous avons pu en juger par nous-mêmes sur des enfants que nous connaissions depuis plusieurs années, et auxquels nous n'avions jamais vu une mine aussi florissante.

Objections.

Quelques objections ont été faites, soit à notre organisation elle-même, soit au principe de la Colonie de vacances.

En ce qui nous concernait, on a cru pouvoir critiquer notre choix d'un local très près de Rouen, pensant que la venue de parents des enfants pouvait troubler la discipline. Nous pouvons maintenant répondre en toute connaissance : non seulement les parents des enfants n'ont pas apporté le moindre obstacle à notre œuvre, mais ils nous ont donné, au contraire, un concours non négligeable. Leurs visites fréquentes, aux jours permis, a été un réconfort pour quelques enfants qui s'ennuyaient d'eux, chose trop naturelle ; dans les cas d'enfants espiègles, ils ont été nos auxiliaires dans la répression, et nous n'avons eu jamais à sévir sévèrement par le renvoi. Le voisinage de Rouen nous a été précieux pour de nombreuses raisons exposées plus haut, et à tel point, que nous verrions les plus grandes difficultés à faire différemment.

En ce qui touche la Colonie, des personnes ont pu penser et dire que le bénéfice, sur lequel elles étaient bien d'accord, du séjour à la campagne, serait perdu quand l'enfant reprendrait sa vie antérieure. L'observation de ce qui se passe dans les Œuvres de séjours à la campagne, où des enfants ont été suivis des mois et des années, a démontré que leur organisme restait fortifié et, qu'en quelque sorte, une nouvelle vie leur avait été redonnée. Nous rappellerons, d'ailleurs, que les parents fortunés ne font pas autre chose en emmenant leurs enfants en vacance quelques semaines à la campagne ou au bord de la mer, et qu'ils ont toujours constaté les bons effets de leur villégiature. Il n'est pas douteux que ce véritable renouveau de quelques semaines à la campagne ne sauve un très grand nombre d'enfants dont les forces disparaissaient et qui auraient offert une proie trop facile à la maladie, à la tuberculose notamment. Notre intention est d'ailleurs de suivre les enfants qui nous ont été confiés.

D'autres critiques, dans cet ordre d'idées ou dans d'autres, peuvent être faites : « La critique est aisée. » Peu importe : ce qui domine toute la question, c'est de savoir si, par un séjour à la campagne de quelques semaines, tel que nous le pratiquons, l'enfant de la ville retire un bienfait sérieux pour sa santé. Or, les nombreuses observations de milliers d'enfants à Paris et dans les départements l'ont démontré surabondamment : pour tous, c'est la santé ; pour beaucoup, la vie elle-même. Cette assurance nous suffit amplement.

Vous nous avez nommés membres de la Commission de la Colonie : cette mission nous a été infiniment agréable. Nous avons été largement payés du mal que nous avons pu avoir par la constatation des bons résultats obtenus, par la vue des enfants auxquels vous avez donné la santé, et par les remerciements des parents, encore plus heureux que leurs enfants, parce que l'on a refait à leurs petits, au bon air du Mesnil-Esnard, la vie et la santé, en même temps qu'on leur a donné la gaîté. Aussi, Messieurs, si nous devons vous adresser aujourd'hui nos remerciements, ce n'est pas tant pour la confiance dont vous nous avez honorés, en nous nommant de cette Commission, que pour les nombreuses satisfactions que vous nous avez procurées en nous mettant journellement en contact avec les enfants et les parents reconnaissants. Vous nous avez donné l'occasion de constater une fois de plus le plaisir que l'on éprouve à faire le bien aux autres : « La joie de faire du bien, a dit un des plus grands orateurs du XVII° siècle, est tout autrement douce et touchante que la joie de le recevoir. »

En juillet, lors de la création de la Colonie de santé, nous avions surtout le désir de mener à bonne fin notre première saison ; mais nous ne possédions pas l'argent nécessaire. Si nous avons pu envoyer cette année à la campagne quelques enfants, nous le devons à la générosité de beaucoup d'entre vous, Messieurs. Nous avons reçu de magnifiques dons anonymes, tant en argent qu'en nature ; des offrandes plus modestes nous ont été adressées ; nous avons vu des ouvriers se réunir pour le séjour d'un enfant, une jeune fille offrir de payer un autre séjour, etc. Ce sont tous ces généreux donateurs que nous remercions au nom des enfants qui se sont vivifiés au grand air. Fortifiés, grâce à vous, ils supporteront mieux les rigueurs de l'hiver.

Nous avons reçu des dons importants de la Ville de Rouen et du Département de la Seine-Inférieure. Nous avons été heureux de constater les succès des demandes faites en notre faveur, tant au Conseil municipal qu'au Conseil général, et nous espérons que dans la suite leur générosité croîtra en même temps que le nombre de nos colons. Relativement à ces dons, nous tenons à remercier MM. les

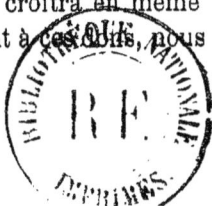

2

Conseillers généraux, et tout particulièrement MM. Keittinger et le Dr Tourdot, au vœu desquels nous devons la subvention du Conseil général, et M. Guillebert, notre bienveillant rapporteur.

M. le Maire de Rouen s'est intéressé tout spécialement, et dès le début, à notre œuvre à diverses reprises; l'Association lui en est profondément reconnaissante, ainsi qu'à MM. les Conseillers municipaux. M. Maurice Lemarchand, grâce à un rapport favorable, nous a obtenu la subvention de la Ville; nous l'en remercions bien vivement.

La Presse ne nous a pas ménagé son concours, et nous lui en restons très obligés; nous adressons nos remerciements tout particuliers au *Journal de Rouen* qui, plusieurs fois et spontanément, nous a consacré des articles qui nous ont été si utiles; à la *Dépêche de Rouen et de Normandie;* le *Nouvelliste de Rouen*; l'*Echo de Normandie*; la *Croix* et le *Bulletin religieux*. Il y a quelques mois, on ne s'était pas occupé de cette question des Colonies de vacances dans notre région; ce sera un premier résultat dû à l'initiative de l'*Association rouennaise pour la préservation de la tuberculose*, d'avoir été la première à Rouen à mettre cette question à son ordre du jour.

Nous ne voulons pas terminer ce rapport sans adresser des remerciements tout spéciaux à Messieurs les Docteurs Le Gros et Quentin fils, qui ont consacré un temps précieux à faire une sélection parmi les candidats, et à visiter fréquemment les colons. Grâce à leurs soins aussi dévoués que désintéressés, nous avons pu avoir des observations complètes sur l'état des enfants à l'arrivée et au départ. Nous n'avons pas eu à enregistrer un seul jour de maladie, ou même une indisposition, résultat qu'il faut attribuer, non seulement au choix des enfants, mais aussi au dévouement, à l'expérience et aux soins minutieux de votre directrice, qui a été pour les enfants, comme ils le disaient en se séparant d'elle, une véritable mère.

Le choix du Mesnil-Esnard a été très heureux : nous y avons reçu le concours précieux de M. le Maire de la commune, qui, non content de faire des dons à la Colonie, a encore fait des cadeaux aux enfants. Nous espérons, l'année prochaine, retourner dans cette région.

« Si toutes les familles riches, écrivait dernièrement le professeur Grancher, au sujet de la préservation de l'enfance, comprenaient leur devoir de solidarité, et payaient la rançon de santé de chacun de leurs enfants, pour le salut d'un enfant pauvre et menacé de contagion : quel bien ne ferions-nous pas ! » Nous voudrions que les parents qui, chaque année, ont donné à leurs enfants des provisions de force et de santé, pensent un peu aux enfants pauvres et délicats qui habitent toute l'année un logis étroit et misérable. Que les enfants se souviennent, après leurs belles vacances, de leurs frères malheureux ; qu'ils leur réservent un peu de l'argent destiné à leurs plaisirs ! Et l'année prochaine, grâce aux parents et aux enfants, nous enverrons, au bon air du Mesnil-Esnard, de nombreux enfants pauvres qui s'y feront du sang et des muscles, de la vigueur et de la santé.

Pour la Commission :

Les Rapporteurs,

R. Hélot, Paul Petit.

PIÈCES JUSTIFICATIVES

Garçons.

N° I. — 12 ans 1/2, pas d'antécédents familiaux; trois sœurs et un frère bien portants. Né à terme; nourri au sein, sevré à 15 mois. A eu des abcès sous-maxillaires.

Son alimentation habituelle est la même que celle des parents. Prend du café.

Logement : deux pièces pour sept personnes. Ressources : le père gagne 4 francs par jour.

Etat de l'enfant le 21 juillet 1904 : équinisme droit; rien du côté des poumons; cicatrices sous-maxillaires. Amygdales normales.

Arrivée de l'enfant à la Colonie le 24 juillet 1904.

Poids, 30 kilos; taille, 135 cent. 1/2.

Périmètre thoracique : 65 cent., 68 cent. 1/2 (expiration–inspiration).

4 août : poids, 30 kilos.
10 — — 30 k. 150.
19 — — 30 k. 600.
27 — — 31 k. 600; taille, 136 cent.

Périmètre thoracique : 65 cent., 68 cent. 1/2; respiration normale.

N° II. — 12 ans, père et mère toussent depuis longtemps.

La mère est albuminurique; deux frères et une sœur bien portants. Né à terme, élevé au sein, jamais de maladie.

Alimentation : légumes, viande, œufs, café.

Logement : deux chambres pour six personnes.

Etat de l'enfant le 21 juillet : aspect malingre, expiration prolongée des deux côtés.

Arrivée à la Colonie le 24 juillet 1904.

Poids, 26 k. 500; taille, 135 cent.

Périmètre thoracique : 60 cent., 63 cent. 1/2; pas de ganglions sous-maxillaires; amygdales normales.

4 août : poids, 27 k. 500.
10 — — 27 k. 600.
19 — — 28 kilos.
27 — — 29 kilos; taille, 135 cent.

Périmètre thoracique : 63 cent., 67 cent.; auscultation : expiration légèrement prolongée en avant des deux côtés; rien en arrière.

N° III. — 11 ans : éthylisme paternel; un oncle paternel est atteint de bronchites fréquentes; a eu sept frères et sœurs; cinq sont morts (scarlatine, diarrhée (3), appendicite). Né à terme.

Allaitement par biberon à tube; à 5 ans, a subi l'ablation de végétations adénoïdes; à 6 ans, d'un polype nasal; à 9 ans, a eu la scarlatine.

Alimentation : légumes, œufs, très peu de viande.

Logement : trois chambres pour deux personnes. La mère travaille
en fabrique.

Etat de l'enfant le 21 juillet : scoliose légère; développement normal des jambes et des cuisses, insuffisant de la poitrine qui est très
maigre, ainsi que le dos; ventre fort; hypertrophie des amygdales;
mauvaise dentition; pas de malaises, ni en haut ni en bas.

Arrivée de l'enfant à la Colonie le 24 juillet 1904.

Poids, 26 kilos; taille, 130 cent.

Périmètre thoracique : 58 cent., 60 cent.

4 août : poids, 26 k. 500.

10 — — 26 k. 400.

19 — — 26 k. 800.

27 — — 27 kilos ; taille, 130 cent.

Périmètre thoracique : 58 cent., 60 cent.

Auscultation : quelques râles de bronchite à gauche et en arrière;
quelques râles sibilants en avant des deux côtés; la respiration
bruyante de l'enfant, qui a toujours la bouche ouverte et respire
mal, rend l'auscultation très difficile.

N° IV. — 11 ans : père mort, suite d'hémoptysie. Mère d'aspect
malingre ; deux frères ou sœurs décédés de méningite et de pneumonie. Né à terme; nourri au biberon.

Alimentation semblable à celle de ses parents; jamais de maladie.

Logement : une chambre pour deux personnes. La mère travaille
en fabrique.

Etat de l'enfant le 21 juillet : aspect malingre; signes de bronchite
au sommet droit; tousse un peu.

Arrivée de l'enfant à la Colonie le 24 juillet.

Poids, 24 kilos; taille, 130 cent.

Périmètre thoracique : 58 cent., 60 cent.

4 août : poids, 25 kilos.

10 — — 25 kilos.

19 — — 25 k. 200.

27 — — 26 kilos; taille, 130 cent. 1/2.

Périmètre thoracique : 59 cent., 61 cent.

Auscultation : rien en arrière, peut-être une légère submatité, à
droite, à la percussion; en avant, expiration prolongée à droite et à
gauche.

N° V. — 7 ans : éthylisme paternel; grand-père asthmatique; un oncle paternel et un oncle maternel décédés de tuberculose. Ni frère ni sœur ; la mère a eu deux fausses couches. Né à terme ; nourri au sein maternel ; sevré à 2 ans 1/2.

Alimentation : lait, œufs, légumes, peu de viande. Coqueluche à 2 ans ; bronchite en janvier 1904.

Logement : deux pièces pour deux personnes. Ressources : 14 francs par semaine.

Etat de l'enfant le 19 juillet : aspect très malingre, expiration prolongée des deux sommets. Ganglions sous-maxillaires, surtout à droite ; gros ventre.

Arrivée de l'enfant à la Colonie le 24 juillet.

Poids, 18 k. 500 ; taille, 116 cent.

Périmètre thoracique : 54 cent., 57 cent..

4 août : poids, 18 k. 200.

10 — — 19 kilos.

19 — — 19 kilos.

27 — — 19 kilos ; taille, 116 cent.

Périmètre thoracique : 54 cent., 57 cent.

Enfant très délicat au point de vue alimentaire ; mauvaise dentition ; se nourrit peu.

Auscultation : expiration prolongée aux deux sommets. Pas de râles.

N° VI. — 6 ans : deux frères ; né à terme ; nourri avec biberon à tube. Pneumonie à droite, à l'âge de 4 ans ; rougeole à 5 ans. Alimentation : comme les parents, surtout légumes, café.

Logement : trois pièces pour trois personnes. Ressources : 4 fr. 25 par jour (père et mère).

Etat de l'enfant le 21 juillet 1904 : expiration prolongée à droite ; ganglion sous-maxillaire droit ; gros ventre.

Arrivée de l'enfant à la Colonie le 24 juillet.

Poids, 19 kilos ; taille, 108 cent. 1/2.

Périmètre thoracique : 52 cent. 1/2, 54 cent.

4 août : poids, 19 kilos.

10 — — 19 k. 300.

19 — — 19 k. 500.

27 — — 19 k. 750 ; taille, 111 cent.

Périmètre thoracique : 55 cent., 57 cent.

Auscultation : respiration légèrement soufflante en arrière et à gauche.

N° VII. — 8 ans. Père mort tuberculeux ; mère a une mauvaise santé ; tante morte de tuberculose. Quatre frères ou sœurs ; deux sont morts, l'un à 4 ans, de broncho-pneumonie ; un autre, à 5 mois, de méningite tuberculeuse. Né à terme, nourri au sein, sevré à 14 mois. Rougeole à 5 ans.

Alimentation : œufs et légumes.

Logement : deux chambres pour quatre personnes. Ressources : journées de la mère.

Etat de l'enfant le 21 juillet : coxalgie gauche au début ; aspect extrêmement souffreteux ; ganglions sous-maxillaires surtout à droite.

Arrivée de l'enfant à la Colonie le 24 juillet.

Poids, 16 kilos ; taille, 109 cent. 1/2 ; périmètre thoracique, 51-52 1/2.

4 août : poids, 16 k. 200. Légère indisposition de 24 heures.

10 — — 16 k. 700.

19 — — 17 kilos.

27 — — 16 k. 500. ; taille, 110 centim. ; périmètre thoracique, 51-53.

L'aspect de l'enfant est absolument différent ; sa mine est superbe ; il peut se tenir debout et marcher, au lieu d'être assis presque toute la journée sur une chaise, comme au début.

N° VIII. — 6 ans. Père a eu des hémoptysies il y a deux ans ; trois frères bien portants ; un enfant est mort à 3 jours. Né à terme, nourri au biberon ; diphtérie il y a trois ans.

Alimentation : comme les parents, café.

Logement : six personnes dans une chambre. Ressources : 30 francs la semaine.

Etat de l'enfant le 21 juillet 1904 : respiration soufflante à droite avec quelques craquements ; ganglions sous-maxillaires ; gros ventre.

Arrivée de l'enfant à la Colonie le 24 juillet.

Poids, 17 kilos ; taille, 106 cent. 1/2 ; périmètre thoracique, 53-54.

4 août : poids, 17 k. 400.

10 — — 17 k. 700.

19 - — 17 k. 700.

27 — — 18 kil. ; taille, 109 c. ; périmètre thoracique, 54-55 1/2.

Auscultation : expiration prolongée à droite et en arrière, encore un peu soufflante ; presque pas de craquements.

N° IX. — 5 ans 1/2. Un frère ; un autre mort de méningite.

Né à terme ; nourri au biberon.

Rougeole. Méningisme au moment d'éruption dentaire. Bronchite.

Alimentation : comme les parents.

Logement : une chambre et une cuisine pour trois personnes.

Ressources : Mère travaille en fabrique.

Etat de l'enfant le 21 juillet : très peu robuste ; légères modifications respiratoires ; tendance à déviation vertébrale.

Arrivée de l'enfant à la Colonie le 24 juillet.

Poids, 15 kilos; taille, 106 cent.; périmètre thoracique, 49 1/2-50 1/2.
4 août : poids, 15 k. 300.
10 — — 15 k. 900.
19 — — 16 k. 150.
27 — — 16 k. 300; taille, 107 cent. 1/2.
Périmètre thoracique, 49 1/2-52.
Auscultation : Légères modifications respiratoires à gauche en avant.

N° X. — 7 ans. Père éthylique mort; mère morte d'affection laryngée, probablement non tuberculeuse.
Né à terme; nourri au biberon. Jamais de maladie.
Alimentation : comme la grand'mère.
Logement : une chambre pour deux personnes.
Ressources : La grand'mère, brodeuse, gagne à peine 2 francs par jour.
Etat de l'enfant le 21 juillet : Légère déviation de la colonne vertébrale.
Arrivée de l'enfant à la Colonie le 24 juillet.
Poids, 19 k. 400; taille, 116 cent.; périmètre thoracique, 52 1/2-55 1/2.
4 août : poids, 20 k. 200.
10 — — 20 k. 200.

N° XI. — 11 ans. Père mort tuberculeux; trois tantes maternelles mortes tuberculeuses à 22, 19 et 15 ans. Un frère tuberculeux couche avec lui.
Né à terme; élevé au sein; sevré à quinze mois,
Rougeole à trois ans; amaigrissement depuis sept ou huit mois.
Alimentation : comme sa mère.
Logement : trois pièces, deux la nuit pour trois personnes.
Ressources : 1 fr. à 1 fr. 25 par jour.
Etat de l'enfant le 10 août : Quelques râles à la partie moyenne du sommet à gauche en arrière. Expiration un peu prolongée en arrière à droite. Légère déviation vertébrale.
Arrivée de l'enfant à la Colonie le 11 août 1904.
19 août : poids, 24 k. 500; taille, 130 cent.
27 — — 25 k. 500; taille, 130 cent.

Filles.

N° XII. — 16 ans. Père cardiaque et rhumatisant, mère atteinte de bronchite chronique; grand'mère maternelle cardiaque. Un frère et une sœur bien portants. Née à terme, nourrie au sein maternel, sevrée à 20 mois. A eu des attaques de rhumatisme; une fièvre typhoïde à 8 ans.

DIAGRAMME DE L'AUGMENTATION DU POIDS

2ᵉ Série — FILLES

du 30 Août au 1ᵉʳ Octobre 1904

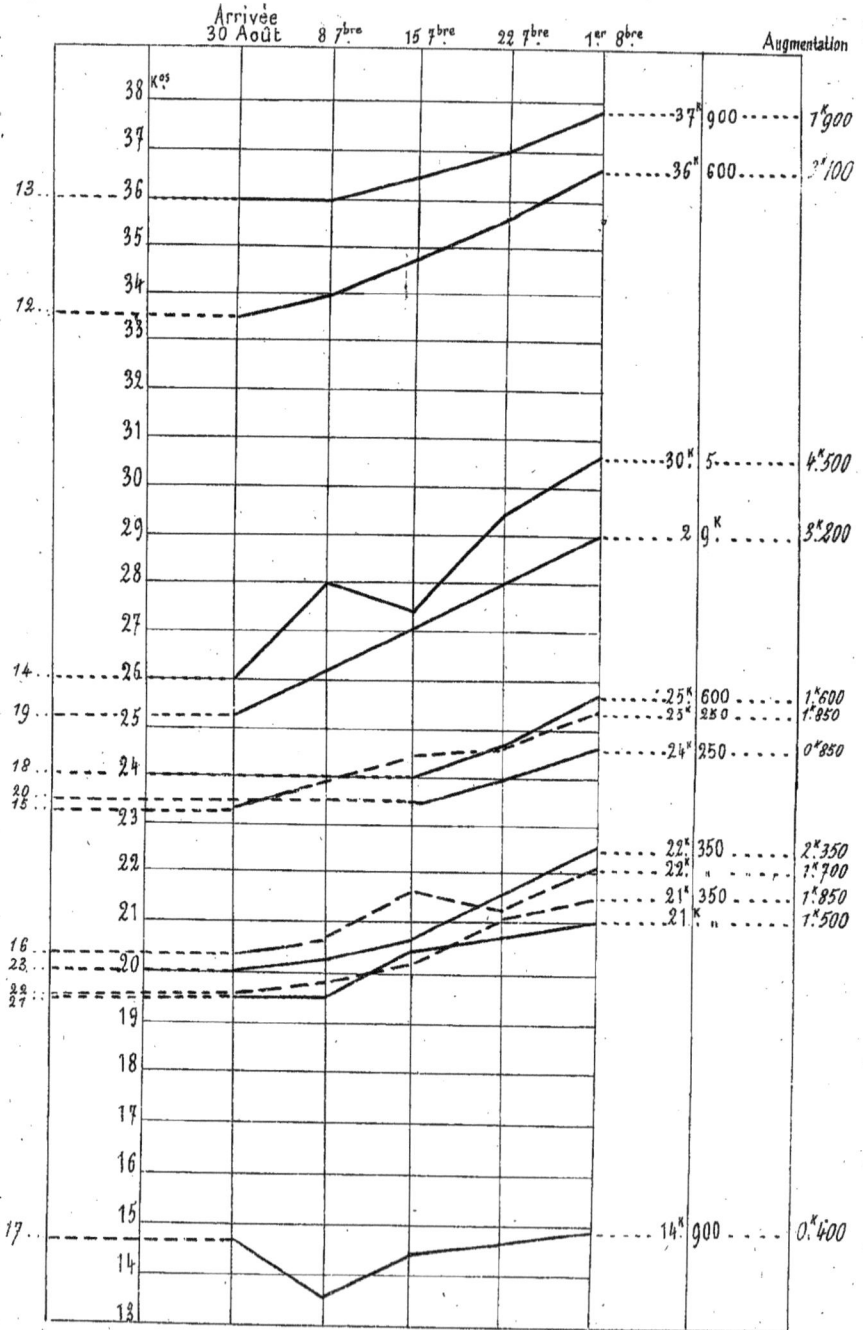

Diagramme avec colonnes : Arrivée 30 Août — 8 7bre — 15 7bre — 22 7bre — 1ᵉʳ 8bre — Augmentation

Échelle des poids (Kᵒˢ) de 13 à 38.

- 37ᵏ900 ..... 1ᵏ900
- 36ᵏ600 ..... 2ᵏ100
- 30ᵏ5 ..... 4ᵏ500
- 29ᵏ 3ᵏ200
- 25ᵏ600 ..... 1ᵏ600
- 25ᵏ250 ..... 1ᵏ850
- 24ᵏ250 ..... 0ᵏ850
- 22ᵏ350 ..... 2ᵏ350
- 22ᵏ » 1ᵏ700
- 21ᵏ350 ..... 1ᵏ850
- 21ᵏ » 1ᵏ500
- 14ᵏ900 ..... 0ᵏ400

DIAGRAMME DE L'AUGMENTATION DU POIDS

1ᵉʳᵉ Série — GARÇONS

du 27 Juillet au 27 Août 1904

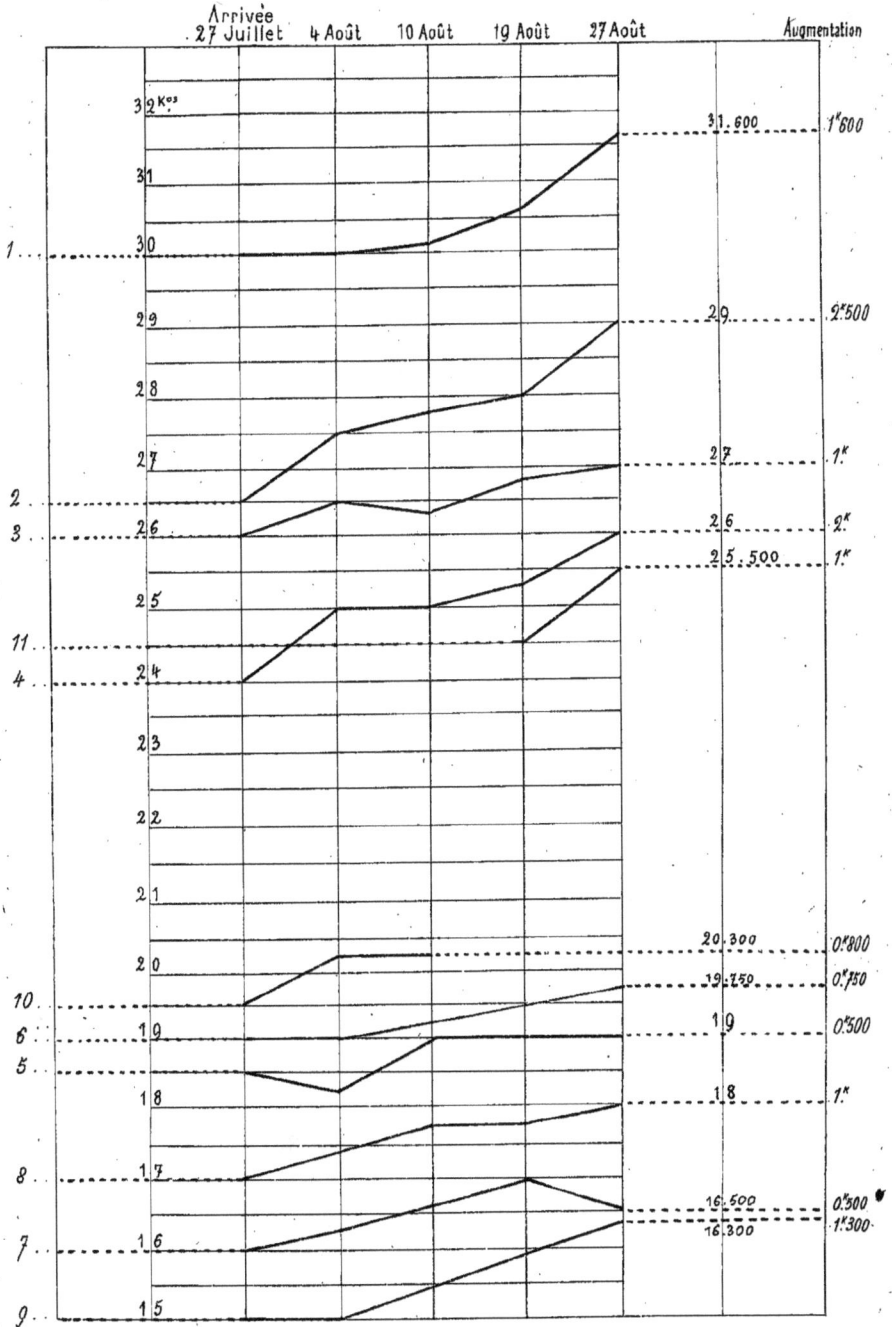

Prend comme nourriture du lait, des œufs et des beesfteaks ; mange peu de légumes; prend du café.

Logement : deux pièces pour six personnes. Ressources : 15 francs par jour.

Etat de l'enfant le 11 août 1904 : mitrale, sommet gauche douteux.

L'enfant arrive à la Colonie le 30 août 1904.

Poids, 33 k. 500; taille, 142 cent. 1/2 ; périmètre thoracique, 62-64.

8 septembre : poids, 34 kilos.

15   —   — 34 k. 800.

22   —   — 35 kilos.

1er octobre : poids, 36 k. 600; taille, 144 centimètres ; périmètre thoracique, 64-68. Quelques râles de bronchite à la base droite. Inspiration humée à gauche en avant. Rien à l'expiration. Rien à droite.

Nº XIII. — 13 ans. Oncle paternel mort tuberculeux ; tante tuberculeuse. Père mort tuberculeux il y a onze ans; la mère tousse. Deux frères bien portants. Née à terme, nourrie au sein, sevrée à 22 mois.

Se nourrit de viande, d'œufs et de légumes.

Tousse depuis l'âge de 2 ans.

Sa famille habite une seule chambre ; la mère gagne 6 francs par semaine ; elle est remariée et son mari gagne 18 francs par semaine.

Examen de l'enfant le 11 août 1904. Modifications respiratoires aux sommets gauche et droit. Otite suppurée chronique. Taie cornéenne.

Arrivée de l'enfant à la Colonie le 30 août 1904.

Poids, 36 kilos ; taille, 145 centimètres; périmètre thoracique, 63-66.

8 septembre : poids, 36 kilos.

15   —   — 36 k. 500.

22   —   — 37 kilos.

1er octobre : poids, 37 k. 900; taille, 145 cent. ; périmètre thoracique, 65-67. Inspiration rude à gauche en arrière ; expiration prolongée à gauche en avant; inspiration rude en avant à droite, expiration un peu prolongée. Cette enfant présente une grande amélioration.

Nº XIV. — 11 ans. Deux frères et trois sœurs ; une sœur a une tumeur blanche du genou. Père tuberculeux.

Née à terme, nourrie au sein, sevrée à deux ans. Nourrie avec de la soupe, des légumes, des œufs et de la viande.

Sa famille habite quatre pièces et une mansarde. Le père gagne 20 francs par semaine.

Etat de l'enfant le 11 août 1904 : craquements aux deux sommets.

L'enfant arrive à la Colonie le 30 août 1904.

Poids, 26 kilos ; taille, 131 cent. ; périmètre thoracique, 58-61.

8 septembre : poids, 28 kilos.

15 — — 27 k. 500.

22 — — 29 k. 600.

1er octobre : poids, 30 k. 500 ; taille, 133 cent. ; périmètre thoracique, 61-63. Quelques craquements à droite en arrière, mais ils sont très diminués ; l'expiration est prolongée à droite en arrière ; rien à gauche. En avant, l'expiration est prolongée à droite ; on trouve quelques râles humides ; rien à gauche. En somme, grande amélioration.

N° XV. — 8 ans. Une sœur morte de méningite, une sœur bacillaire, une autre morte de diarrhée, deux autres bien portantes.

Née à terme, élevée au biberon.

Mange peu de viande ; prend surtout des œufs et des légumes, du pain et du beurre ; boit du café.

A eu la rougeole et la coqueluche.

Le logement se compose de deux pièces pour cinq personnes. Le père gagne 27 francs par semaine ; la mère, 1 franc par jour.

Etat de l'enfant le 11 août 1904 : respiration rude au sommet droit. sternum rachitique.

L'enfant arrive à la Colonie le 30 août 1904.

Poids, 23 k. 400 ; périmètre thoracique, 51-52 1/2; taille, 126.

8 septembre : poids, 23 k. 800.

15 — — 24 k. 300.

22 — — 24 k. 500.

1er octobre : poids, 25 k. 250 ; taille, 120 cent.; périmètre thoracique, 54-57 ; respiration normale.

N° XVI. — 8 ans. Quatre frères et sœurs bien portants ; mère rhumatisante.

Née à terme, élevée au sein, sevrée à 19 mois.

Nourrie avec des légumes, des œufs et du poisson ; prend du café.

A eu la rougeole.

La famille, composée de sept personnes, habite deux pièces.

Etat de l'enfant le 11 août 1904 : rigidité vertébrale ; respiration rude et prolongée à gauche, légers craquements à droite.

30 août : poids, 20 k. 300 ; taille, 115 cent. 1/2; périmètre thoracique, 53-54 1/2.

8 septembre : poids, 20 k. 200.

15 — — 21 k. 500.

22 — — 21 k. 300.

1er octobre : poids, 22 kilos; taille, 117 cent.; périmètre thoracique, 54-57.

Respiration prolongée et inspiration rude au sommet gauche; respiration soufflante. En avant, expiration prolongée à gauche, légèrement prolongée à droite; pas de craquements.

N° XVII. — 4 ans 1/2. Seul enfant survivant sur huit enfants : tous morts de cholérine ?

Née à terme, élevée au biberon par une femme mercenaire, sevrée à deux ans.

Alimentation composée de légumes, d'œufs, de soupe; prend du café ordinairement; mange exceptionnellement de la viande.

Tousse tous les hivers.

La famille, composée de trois personnes, habite une seule pièce.

Etat de l'enfant le 11 août 1904 : maigrit depuis quelque temps; modifications respiratoires.

Arrivée de l'enfant à la Colonie le 20 août 1904.

Poids, 14 k. 500; taille, 98 cent.; périmètre thoracique, 47-49 1/2.

8 septembre : poids, 13 k. 400.

15   —   —   14 k. 200.

22   —   —   14 k. 500.

1er octobre : poids, 14 k. 900; taille, 98 cent.; périmètre thoracique, 47 1/2-49 cent. 1/2. Expiration prolongée à gauche à la base; expiration soufflante au sommet droit en arrière; inspiration rude. En avant, inspiration rude à droite, respiration normale; rien à gauche. Grande amélioration.

N° XVIII. — 11 ans. Un frère bien portant, une sœur chétive, un père alcoolique.

Née à terme, nourrie au sein, sevrée à deux ans.

A eu la coqueluche et la rougeole.

Nourrie comme ses parents, avec de la soupe, du lait, des légumes et de la charcuterie; elle ne prend pas de café. Alimentation insuffisante à cause du peu de ressources de la famille, le père ne travaillant pas.

Les parents et les enfants habitent une seule pièce.

Etat de l'enfant le 11 août 1904 : craquements à gauche en avant; ne tousse pas.

L'enfant arrive à la Colonie le 15 septembre 1904.

Poids, 24 kilos; taille, 127 cent.; périmètre thoracique, 55-57.

22 septembre : poids, 24 k. 500.

1er octobre : poids, 25 k. 600; taille, 127 cent.; périmètre thoracique, 57-59. La respiration est voilée à droite en arrière; la respiration est rude en avant et à gauche.

N° XIX. — 10 ans. Grand-père et grand-oncle paternel morts tuberculeux. Sa mère tousse depuis longtemps, le père et un frère également ; une sœur est délicate.

Née à terme, élevée au sein jusqu'à 20 mois.

Alimentation : soupe et ragoûts ; pas de café. Ressources insuffisantes.

Coqueluche à 3 ans suivie de jaunisse ; rougeole à 6 ans ; bronchite à 9 ans.

Etat de l'enfant le 11 août 1904 : malingre ; expiration prolongée des deux côtés, légers craquements à gauche ; souffle trachéo-bronchique à droite en arrière.

L'enfant arrive à la Colonie le 30 août 1904.

Poids, 25 k. 800 ; taille, 131 cent. ; périmètre thoracique, 56-57 1/2.

8 septembre : poids, 26 k. 200.

15   —   —   27 kilos.

27   —   —   28 kilos.

1er octobre : poids, 29 kilos ; taille, 132 cent. ; périmètre thorcique, 59-61. Expiration prolongée à gauche et à droite aux sommets. Diminution du souffle trachéo-bronchique.

N° XX. — 9 ans. Père mort de granulie. Un frère mort de tuberlose ; un autre de diphtérie. Deux autres enfants sont encore vivants. La mère a eu une pleurésie il y a quatre ans.

Enfant née à terme et élevée au biberon.

Cette enfant n'est jamais malade, mais elle est délicate ; elle a eu une fluxion de poitrine il y a quatre ans, la rougeole il y a quatorze mois ; à cette affection a succédé une bronchite, au cours de laquelle l'enfant a eu des hémoptysies.

L'enfant couche seule dans une chambre ; elle mange rarement de la viande.

Etat de l'enfant le 8 septembre 1904 : Ganglions sous-maxillaires hypertrophiés. Obscurité respiratoire au sommet gauche en arrière.

L'enfant est admise à la Colonie le 12 septembre 1904.

Poids, 23 k. 500 ; taille, 133 cent. ; périmètre thoracique, 55-57.

22 septembre : poids, 24 kilos.

1er octobre : poids, 24 k. 350 ; taille, 133 cent. ; périmètre thoracique, 55-57.

A droite et en arrière, respiration rude au sommet droit, et dans la partie externe de ce même sommet la respiration est obscure.

N° XXI. — 8 ans. Père et mère alcooliques ; deux autres enfants assez bien portants.

Née à terme et nourrie au sein jusqu'à un an.

Alimentation et logements insuffisants. Misère.

Coqueluche il y a cinq ans ; depuis cette maladie, tousse tous les hivers.

Etat de l'enfant le 11 août 1904 : Adénopathie trachéo-bronchique. Aplatissement thoracique à gauche. Ganglions cervicaux et sous-maxillaires.

L'enfant arrive à la Colonie le 30 août 1904.

Poids, 19 k. 500 ; taille, 110 cent.; périmètre thoracique, 51-54.

8 septembre : Poids, 19 k. 500.
15   —   —   20 k. 300.
22   —   —   20 k. 600.

1er octobre : poids, 21 kilos ; taille, 112 cent.; périmètre thoracique, 53-56.

Respiration excellente ; souffle bronchique à peine perceptible à droite.

N° XXII. — 8 ans. Pas d'antécédents.

Elevée au biberon jusqu'à deux ans.

Mange comme ses parents, mais pas de café.

Rougeole à deux ans, au cours de laquelle elle a eu une otite suppurée double. A été opérée de végétations il y a deux ans.

Etat de l'enfant le 11 août 1904 : Thorax rétréci, aplati ; respiration normale.

L'enfant arrive à la Colonie le 30 août 1904.

Poids, 19 k. 500 ; taille, 115 cent.; périmètre thoracique, 51-54.

8 septembre : poids, 19 k. 800.
15   —   —   20 k. 305.
22   —   —   21 kilos.

1er octobre : poids, 21 k. 350 ; taille, 116 cent. 1/2 ; périmètre thoracique, 53-55. Respiration normale.

N° XXIII. — 8 ans. Mère délicate ; père mort accidentellement ; un autre enfant malingre.

Née à terme, nourrie au sein jusqu'à quatorze mois.

Mange peu de viande. Alimentation insuffisante. Gêne dans la maison.

Rougeole à trois ans et demi ; coqueluche à quatre ans et demi. Tousse depuis un an, mais n'a pas maigri.

Etat de l'enfant le 11 août 1904 : Thorax amaigri et déformé. Quelques craquements le long du bord interne de l'omoplate à gauche et à droite. Au sommet droit, respiration prolongée à droite.

Le 30 août 1904, l'enfant arrive à la Colonie.

Poids, 20 kilos ; taille, 120 cent.; périmètre thoracique, 50-52.

8 septembre : poids, 20 k. 200.
15   —   — 20 k. 500.
22   —   — 21 k. 300.

1er octobre : poids, 22 k. 350 ; taille, 123 cent.; périmètre thoracique, 51-55. Expiration un peu prolongée, à gauche, près du bord interne de l'omoplate, et à droite.

EXTRAIT DU RAPPORT FINANCIER

Frais de premier établissement en dehors des dons en nature qui ont été faits à la Colonie . . . .   587 f. 20

Frais généraux en dehors des frais de nourriture (loyer assurances contre l'incendie et les accidents, appointements du personnel, chauffage, éclairage, blanchissage, etc.) . . . .   955 f. 20

$$\frac{955 \text{ f. } 20}{76 \text{ jours.}} = 12 \text{ fr. } 56 \text{ par jour.}$$

$$\frac{12 \text{ f. } 56}{11 \text{ enfants}} = 1 \text{ fr. } 14 \text{ par enfant et par jour.}$$
(en moyenne)

Frais généraux comprenant exclusivement la nourriture.   768   30

$$\frac{768 \text{ f. } 30}{76 \text{ jours.}} = 10 \text{ fr. } 10 \text{ par jour.}$$

$$\frac{10 \text{ f. } 10}{11 \text{ enfants}} = 0 \text{ fr. } 90 \text{ par enfant et par jour p}^r \text{ la nourriture seule.}$$
(en moyenne)

(Dans cette somme est comprise la nourriture du personnel.)

                               1.723 f. 50   1.723 50

                           TOTAL . . .   2.310 f. 70

Prix de revient par enfant :
Frais généraux en dehors des frais de nourriture . . .   1 f. 14
Frais de nourriture. . . . .   » 90

                           TOTAL . . .   2 f. 04

A remarquer que ce prix de revient, à première vue, est légèrement inférieur à celui des Colonies similaires mentionnées plus haut, de Paris et des départements.

SOUSCRIPTIONS

Dons en nature et en espèces.

LISTE DE SOUSCRIPTION

Le Conseil général de la Seine-Inférieure.

Le Conseil municipal de Rouen.

L'Association rouennaise pour la Préservation de la Tuberculose.

Don anonyme reçu par l'intermédiaire de M. Borde, Armateur.

Dons anonymes — —. M. Raoul Guian, Négociant.

Dons anonymes — — MM. les Drs Hélot et P. Petit.

Don anonyme — — M. Alfred Lailler, manufactr.

Don anonyme — — M. Bernard L...

Dons anonymes — — M. l'abbé Vacandard, Aumô-
nier du Lycée, Vice-Président de l'*Association rouennaise pour la préservation de la tuberculose.*

Don du Conseil d'Administration de la Société de secours mutuels de la Manufacture Rivière (Lailler et Cie, successeurs).

M. Basile, Armateur, à Rouen.

M. Blanchet (Léon), Teinturier, à Rouen.

Mme et M. Boniface (Félix), négociant, à Rouen.

M. Borde (G.), Armateur, Trésorier de l'*Association rouennaise pour la préservation de la tuberculose.*

Mme veuve Brière, rue Saint-Gervais, à Rouen.

Mme et M. Brière (Gaston), Entrepreneur de menuiserie, à Rouen.

Mme et M. Boulet (Emmanuel), à Bosc-Roger en Roumois.

Mme et M. Blondel, rue Jacques-Daviel, à Rouen.

M. Carrière (J.), Négociant, rue de la République, à Rouen.

Mlle D.....

Mme Delaruelle (Edouard), à La Bouille.

M. Delaruelle (Pascal), Intéressé de Commerce, à Rouen.

Mme Deshayes (Louis), rue de Crosne, à Rouen.

M. Dieuleveut, à Sotteville-lès-Rouen.

Mme Dupré-Visinet, à Rouen.

M. Dupré, rentier, rue du Pré, à Rouen.

M. Dupré, à Bordeaux.

Mme et M. Durel (Joseph), à Rouen.

M. Durand, Négociant-associé, à Rouen.

Mme et M. Duval (René), Administrateur de la *Société anonyme des Fers et Métaux de Rouen.*

M. Gosselin, Directeur de teinturerie, à Rouen.

Mme et M. Guian (Raoul), Négociant, Trésorier-adjoint de l'*Association rouennaise pour la préservation de la tuberculose*.

Mlle Guillouard (Cécile), rue de Grammont, à Rouen.

M. Hardel, Avoué, à Rouen.

Mme et M. Heuzey (Gustave), Négociant-associé, boulevard Cauchoise, à Rouen.

Mme Hébert (Ch.), rue Jeanne-d'Arc, à Rouen.

† Mme et M. le Dr Hélot (R.), Secrétaire de l'*Association rouennaise pour la préservation de la tuberculose*.

Mme et M. Lafond (J.), Directeur du *Journal de Rouen*.

M. Lafosse, Filateur, Président de l'*Association rouennaise pour la préservation de la tuberculose*.

Mme et M. Lailler (Alfred), Manufacturier, Vice-Président de l'*Association rouennaise pour la préservation de la tuberculose*.

M. Larcher, Négociant, à Rouen.

Mme et M. Le Bocq, rue Bouquet, à Rouen.

Mme et M. Leconte, à Aumale.

Mme et M. le Dr Leconte, à Rouen.

Mme et M. Lecœur (Maurice), à Bapeaume-lès-Rouen.

M. Lecœur, Maire du Mesnil-Esnard.

Mme et M. Legentil, à Petit-Quevilly.

M. le Dr Legros, *Médecin de la Colonie de santé du Mesnil-Esnard*.

Mme et M. Marie-Langlois, rue des Arsins, à Rouen.

M. Leverdier (Georges), Manufacturier, Secrétaire de la Chambre de Commerce de Rouen.

Mme Miroude-Pichard, quai Saint-Sever, à Rouen.

Mme et M. Missland, Négociant, rue Nationale, à Rouen.

Mlle Macke, à Rouen, Directrice de la Colonie de santé du Mesnil-Esnard.

M. Mathias, Négociant, rue Saint-Denis, à Rouen.

Mme et M. Marc (Michel), Avoué, à Rouen.

Mme et M. Olivier, membre du Conseil municipal de Rouen, rue Centrale (île Lacroix), à Rouen.

Mme Petit, rue de la Glacière, à Rouen.

Mme et M. le Dr Petit (Paul), Secrétaire de l'*Association rouennaise pour la préservation de la tuberculose*.

Mme et M. Petit (Edouard), Comptable, à Petit-Quevilly.

M. le Dr Quentin (André), *Médecin de la Colonie de santé du Mesnil-Esnard*, rue d'Elbeuf, à Rouen.

Mme et M. Sement (Paul), Intéressé de commerce, boulevard Cauchoise, à Rouen.

Mme Sainte-Claire Delacroix, à Rouen.

Mme et M. Vincent, Fondé de pouvoirs, rue Jeanne-d'Arc, à Rouen.

M. Waddington (Richard), Sénateur, Président de la Chambre de Commerce de Rouen.

Mme et M. Valtier, Négociant, rue Saint-Sever, à Rouen.

M. Willard (Alfred), Ingénieur des Arts et Manufactures, à Paris.

Mme Vallée, rue de la Ferme, à Rouen.

Mme et M. Teinturier (Paul), rue du Champ-des-Oiseaux, à Rouen.

Mme et M. Thorel (Henri), Représentant de commerce, à Rouen.

Les personnes désireuses de participer au séjour des enfants à la **Colonie de santé,** *en* 1905, *sont priées de bien vouloir envoyer leurs dons à MM. les Membres de la Commission de la* **Colonie de santé :**

MM. Lailler (Alf.), 33 a, rue de Grammont, à Rouen.
Guian (R.), 16, rue Crevier, à Rouen.
Dr Petit (Paul), 37, rue Thiers, à Rouen.
Dr Hélot (R.), 47 *bis,* rue Bouvreuil, à Rouen.

Par un don d'environ 50 *francs, on paie les frais occasionnés par le séjour d'un enfant à la campagne.*

ASSOCIATION ROUENNAISE
POUR LA PRÉSERVATION DE LA TUBERCULOSE

Membres d'honneur.

MM. LE PREMIER PRÉSIDENT DE LA COUR D'APPEL DE ROUEN.

L'ARCHEVÊQUE DE ROUEN.

LE PRÉFET DU DÉPARTEMENT DE LA SEINE-INFÉRIEURE.

LE MAIRE DE ROUEN.

L'INSPECTEUR D'ACADÉMIE.

LE DIRECTEUR DU SERVICE DE SANTÉ DU 3e CORPS D'ARMÉE.

LE DIRECTEUR DE L'ECOLE DE MÉDECINE.

LE DIRECTEUR DE L'ECOLE DES SCIENCES.

Membres du Bureau.

MM. LAFOSSE, Président.

HANRIOT, Alf. LAILLER, LE HÉNAFF et l'Abbé VACANDARD, Vice-Présidents.

Drs R. HÉLOT et Paul PETIT, Secrétaires.

G. BORDE, Trésorier.

Raoul GUIAN, Trésorier-adjoint.

COMITÉ DE PATRONAGE ET MEMBRES DU CONSEIL D'ADMINISTRATION

MM. A. BADIN, Filateur.

G. BORDE, Armateur.

Dr G. BOUJU.

Dr G. BUISSON.

Dr COUTAN, Vice-Président de la *Ligue rouennaise contre l'alcoolisme.*

L. DEGLATIGNY, Manufacturier.

La Dépêche de Rouen et de Normandie.

P. DESTAILLEURS, Directeur des Etablissements Berger et Cie.

Dr DOUVILLE, Président de l'*Association des Médecins de la Seine-Inférieure.*

DREYFUS, Substitut du Procureur de la République.

E. FRÈRE, Avocat à la Cour d'Appel.

GAST, Avocat à la Cour d'Appel.

GOUPIL, Agent général du *Phénix.*

R. GUIAN, Négociant.

Dr GARGAM, Médecin honoraire des hôpitaux.

HANRIOT, Directeur de l'Ecole normale d'instituteurs.

Dr HÉLOT.

MM. Le Hénaff, Directeur des Hospices de Rouen.

H. Hie, Avocat à la Cour d'Appel.

Dr Houdeville.

Lacoste, Président de *La Prévoyance mutuelle.*

Lafosse, Filateur.

Alf. Lailler, Manufacturier.

Le *Journal de Rouen.*

Lebon, Président de la *Société rouennaise des maisons à bon marché.*

F. Lefebvre, Avocat à la Cour d'Appel.

Lefebvre-Helluy, Vice-Président de la *Société de secours aux convalescents.*

D^r Le Gros.

Lemarchand jeune, Manufacturier.

Le Morvan, Vétérinaire.

E. Manchon et Frères, Manufacturiers.

O. Marais, Président de l'*Assistance par le travail.*

Martel, Directeur de l'Ecole professionnelle.

Menat, Professeur à l'Ecole normale.

Mme Menat, Directrice de l'Ecole normale d'institutrices.

MM. W. Monod, Pasteur.

Monflier, Avocat à la Cour d'Appel.

Le *Nouvelliste de Rouen.*

Dr Olivier, Professeur à l'Ecole de Médecine.

Dr Panel, Directeur du Bureau municipal d'hygiène.

E. Pelay, Agent général de l'*Urbaine.*

Dr Petel, Chirurgien honoraire des hôpitaux.

Dr Paul Petit.

Dr Peyrot, Président de la *Société de préservation contre la tuberculose* (de Paris).

Dr A. Quentin Fils.

Rabel, Président de la *Société des Architectes.*

Toutain, Notaire.

Vacandard (l'Abbé), Aumônier du Lycée.

P. Le Verdier, Avocat à la Cour d'Appel.

H. Vermont, Président de l'*Emulation chrétienne.*

A. Waddington, Manufacturier.

Dr Weill-Mantou, Secrétaire général de la *Société de préservation contre la tuberculose* (de Paris).

Dr de Welling, Président de la *Société protectrice de l'Enfance.*

LISTE DES MEMBRES

DE

l'Association Rouennaise pour la Préservation de la Tuberculose.

Membres donateurs.

Mme Ernest Le Picard, place Saint-Paul.

Membres à vie.

M. G. Borde, Armateur, 13, rue Centrale.
Mme J.-B. Chevallier, 2, rue Walter.
M. Dupré, Rentier, 31, rue du Pré.
Mlle N. Frétigny, 13, rue Centrale.
MM. Dr Gargam, 5, boulevard Jeanne-d'Arc.
    Léon Goupil, Agent général de la *Compagnie française du Phénix*,
    2, rue de la Corderie.
    Dr Hélot, 47 B, rue Bouvreuil.
    Lafosse, Industriel, rue de l'Industrie, à Déville.
    A. Le Picard, 15, place de la Pucelle,
    Georges Le Picard, 31, rue Thiers.
    Frédéric Lefebvre, 1, rue du Champ-des-Oiseaux.
    Jules Louvet-Renaux, 44, rue Verte.
    G. Monflier, 1, rue Alain-Blanchard.
    Dr Paul Petit, 37, rue Thiers.
    Baron de Rothiacob, place de la Pucelle.
Mme de Saint-Philbert, 57, rue Saint-Gervais.

Membres titulaires.

Association amicale des anciens Elèves de l'Ecole normale, 92, rue
    Saint-Julien.

Syndicat de la Boulangerie, 232, rue Martainville.

M. l'Abbé Audelin, Chanoine, 57, rue Beauvoisine.
Mlle Avenel, 40, rue Thiers.
MM. A. Badin, Filateur, Barentin.
    A. Basile, 4, rue de Fontenelle.
    Dr Bataille, 41, rue de Buffon.
Mlle Beke, 159, rue Beauvoisine.
MM. Blondel, teinturier, Saint-Léger-du-Bourg-Denis.
    Charles Boniface, 38, rue de Grammont.
    E. Boniface, 15, quai de la Bourse.
    Félix Boniface, 22, rue du Pré.

MM. Dr G. Bouju, 15, boulevard Jeanne-d'Arc.

Olivier du Boullay, 13, quai du Havre.

Boyer-Vidal, Industriel, 7, rue Thiers, Darnétal.

Dr Boucher, 20, rue de Lémery.

Dr Buisson, 25, rue du Lieu-de-Santé.

Bunaux, 24, rue de Buffon.

Canat, Entrepreneur de menuiserie, 7, avenue du Mont-Riboudet.

Caron, 46, rue de Lyons.

Edouard Cavrel, 15, rue de Campulley.

Dr Coutan, 35 b, boulevard Saint-Hilaire.

Dardel, Directeur du *Crédit Lyonnais*, 8, rue de la Corderie.

Marcel Debons, 58, rue Bouquet.

Deglatigny, Manufacturier, 21, rue de la Mare-du-Parc.

Louis Delarue, 49, rue Jeanne-d'Arc.

Dr Merry Delabost, 27, rue Bouquet.

Georges Delacour, Inspecteur d'assurances, 12, quai de la Bourse.

Dr Derocque, place de la Pucelle.

Destailleurs, 43, rue Méridienne.

Dr Douvre, 63, boulevard Jeanne-d'Arc.

Dreyfus, 9, rue Descamps.

Mlle Dudan, Receveuse des postes, La Bouille.

MM. A. Duval, Notaire honoraire, 74, boulevard Beauvoisine.

Etienne Frère, 9, rue Malatiré.

G. Fromage, Industriel, Darnétal.

Gast, 1, avenue de Caen.

l'Abbé Gilles, avenue Pasteur.

Gilles, Commis principal du Bureau d'hygiène, 51, r. Armand-Carrel.

Mme Guesnier, rue Jeanne-d'Arc.

MM. Guian, 16, rue Crevier.

Guillouard, 33, rue de Grammont.

André Harlé, 10, rue Saint-Maur.

Dr Halipré, 90, rue des Carmes.

Hanriot, Directeur de l'Ecole normale d'instituteurs, 92, r. St-Julien.

Mme Ch. Hébert, 51, rue Jeanne-d'Arc.

Mlle Marie Hélot, 53, boulevard Jeanne-d'Arc.

Mme Paul Hélot, 53, boulevard Jeanne-d'Arc.

MM. Henri Hie, Avocat, 8, rue d'Ecosse.

Dr Houdeville, 48, rue Thiers.

Alfred Hourdequin, Directeur honoraire d'école publique, 10 a, rue du Passage-Dupont.

Lacoste, 7, quai du Havre.

Lafond, Directeur du *Journal de Rouen*, 5, rue d'Herbouville.

Mme LAILLER, 33 a, rue de Grammont.

MM. LAILLER, 33 a, rue de Grammont.

Maurice LAINÉ-CONDÉ, 65, rue Jeanne-d'Arc.

LALOUETTE, 69, rue Lafayette.

Mme LAMBERT, 27, rue Boucher-de-Perthes.

MM. LANDRY, 25, rue Brisout-de-Barneville.

LEBON, 33, rue de Fontenelle.

Mme Veuve Edouard LECŒUR, 74, rue Bouvreuil.

MM. l'Abbé LEFEBVRE, Curé de Saint-Paul.

LEFEBVRE-HELLUY, 5, rue Louis-Malliot.

Dr LEGROS, 16, rue du Contrat-Social.

LE HÉNAFF, 1, rue de Germont.

LE MORVAN, 49 a, rue Thiers.

LEMARCHAND, 106, rampe Bouvreuil.

l'Abbé LESOURD, Chanoine, place Saint-Amand.

P. LE VERDIER, Avocat, 47, boulevard Cauchoise.

G. LE VERDIER, 60, quai Gaston-Boulet.

MAILLARD, 25, rue d'Elbeuf.

E. MANCHON frères, rue de Constantine.

Octave MARAIS, 8, rue des Arsins.

MARTEL, Econome à l'Ecole Normale, 22, rue Saint-Lô.

Dr MARTIN, 6, place de la Cathédrale.

MAUVEAUX, 92, rue Saint-Julien.

A. MELLIEZ, Filateur, à Brionne.

Mme MÉNAT, Directrice de l'Ecole normale d'institutrices, rue de Lille.

MM. MÉNAT, Professeur à l'Ecole normale, 92, rue Saint-Julien.

Dr H. MÉRET, place de la Rougemare.

W. MONOD, temple Saint-Eloi.

MONFLIER, 4, rue Desseaux.

R. NICOLLE, 3, rue du Lieu-de-Santé.

Dr OLIVIER, 12, rue de la Chaîne.

PAJOT, Instituteur, 92, rue Saint-Julien.

Dr PANEL, 22, rue Saint-Nicolas.

Mme A. PELAY, 74, rue Ganterie.

MM. Ed. PELAY, 74, rue de Crosne.

Dr PETEL, 22, rue Thiers.

Mmes PETIT, 37, rue Thiers.

PETIT, 2 b, rue de la Glacière.

MM. Léon POTEL, 9, rue de Sotteville.

POTEL, 9, rue de Sotteville.

Dr A. QUENTIN, 24, rue d'Elbeuf.

RABEL, 43, rue Verte.

MM. Baron Raymond DE ROTHIACOB, 13, quai du Havre.

Dr TOURDOT, rue Alsace-Lorraine.
TOUTAIN, Notaire, 17 A, quai de la Bourse.
J. TOUZÉ, Notaire, Duclair.

l'Abbé VACANDARD, 4, rue du Maulévrier.
VERMONT, 19, rue Maladrerie.

Richard WADDINGTON, 173 B, rue des Charrettes.

MM. A. WADDINGTON, 173 B, rue des Charrettes.
Dr DE WELLING, 39, rue Saint-Patrice.

ZIÉRER, 57, rue Jeanne-Darc.

Les Élèves de 3e année de l'Ecole normale d'instituteurs, 92, r. St-Julien.
—   2e   —   —
—   1re   —   —

Membres adhérents.

Mlle CESSELIN, Directrice d'école libre, 53, rue Saint-Patrice.
Mmes DELAMARE, Institutrice, Déville.
Juliette DROUARD, Institutrice, 95, rue de la Vicomté.
LAMBERT, Institutrice, 27, rue Boucher-de-Perthes.
LEVILLAIN, Instituteur, 22, rue Saint-Lô.
Veuve MARTIN, 13, place de la Rougemare.

MM.	MM.	MM.
ASTIC,	FALLOUX,	MOZELLE,
de BAILLARD,	FERRALI,	MOITRELLE,
BECQUET,	GIRARD,	NOBLESSE,
BOUCHER,	GRIBOVAL,	NORMAND,
BOUDET,	GUEST,	PELFRÈNE,
BOULNOIS,	HUET,	PIFFRE,
BULTEL,	LANGLAIS,	RENOULT,
BULTELLE,	LECROQ,	RICHER,
CAUCHOIS,	LEDRU,	RIQUIER,
CHATILLON,	LEFEBVRE,	SANSON (Alfred),
CHAURIAL,	LEGEAY,	SANSON,
CHOVET,	LEROY,	SIQUIER,
COGNET,	MALHERBE,	TOURNEUR,
DELORME,	MASSOT,	VIOLETTE,
DUBOIS,	MALLET,	VILLEROY,
DUPONT,	MIGNON,	

Ecole normale d'instituteurs, 92, rue Saint-Julien.

MM. Féret, instituteur à l'école Mullot, rue Jean-Mullot.

Larocque,	d°.
Gest,	d°.
Legris,	d°
Brasseur,	d°.
Bréart,	d°.

Baudry, Professeur à l'Ecole normale, 92, rue Saint-Julien.

Dupéron,	d°.
Fallourd,	d°.
Trénard,	d°.

EXTRAIT DES STATUTS

ARTICLE 1er.

L'Association dite ASSOCIATION ROUENNAISE POUR LA PRÉSERVATION DE LA TUBERCULOSE, fondée à Rouen le 4 mars 1904, a pour but de *vulgariser la connaissance des mesures préventives que réclame la lutte contre la tuberculose*, et en même temps de concourir par son action morale, ou par son appui matériel, ou par des créations spéciales, à leur application ou à leur généralisation; enfin, à mettre en œuvre tous autres moyens qui pourraient être jugés nécessaires.

Son siège est à Rouen.

Sa durée est illimitée.

ARTICLE 2.

L'Association favorise la création et le développement d'œuvres de toute nature dont l'objet spécial concourt à la réalisation de son but.

Ses moyens d'action consistent en publications, conférences, expositions, prix, récompenses, subventions, etc., etc.

ARTICLE 3.

L'Association se compose de Membres des deux sexes, qui se divisent en Membres d'honneur, honoraires, titulaires et adhérents.

L'honorariat est conféré par le Conseil d'administration aux personnes dont il désire obtenir le patronage, ou à celles qui ont rendu à l'œuvre des services signalés.

Sont Membres titulaires, les souscripteurs qui, agréés par le Conseil d'administration, sur la présentation de deux Membres de l'Association, paient une cotisation annuelle dont le minimum est de 5 francs.

Cette cotisation peut être rachetée par une somme de 100 francs.

Sont Membres adhérents, les souscripteurs et les enfants qui, agréés par le Conseil d'administration, sur la présentation de deux Membres de l'Association, paient une cotisation annuelle dont le minimum est de 2 francs.

Cette cotisation peut être rachetée par une somme de 50 francs.

Les ministres des différents cultes et les instituteurs qui donneront leur concours à l'œuvre pourront recevoir le titre de Membre correspondant.

Le titre de Membre bienfaiteur sera donné à ceux qui feront à l'œuvre un don de 200 francs au minimum.

On est prié d'envoyer son adhésion à l'Association rouennaise pour la préservation de la Tuberculose à un des Membres du bureau :

MM. Lafosse, Filateur, rue de l'Industrie, Déville-lès-Rouen.

Hanriot, Directeur de l'Ecole normale, 90, rue Saint-Julien.

Lailler (Alf.), Manufacturier, 33 a, rue de Grammont.

Le Hénaff, Directeur des Hospices, 1, rue de Germont.

Vacandard (l'Abbé), Aumônier du Lycée, 4, rue du Maulévrier.

Hélot (Dr), 47 bis, rue Bouvreuil.

Petit (Dr Paul), 37, rue Thiers.

Borde (G.), Armateur, 13, rue Centrale (île Lacroix).

Guian (R.), Négociant, 16, rue Crevier.

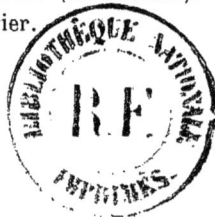

ROUEN. — IMPRIMERIE LECERF FILS.

www.ingramcontent.com/pod-product-compliance
Lightning Source LLC
Chambersburg PA
CBHW070919210326
41521CB00010B/2246